DÉPARTEMENT DE LA HAUTE-GARONNE

ARRONDISSEMENT DE

COMMUNE DE

RÈGLEMENT SANITAIRE

ÉTABLI D'OFFICE

En exécution de la loi du 15 février 1902. — Art. 2.

SOMMAIRE :

TOULOUSE

IMPRIMERIE DOULADOURE

RUE SAINT-ROME, 39

1928

ARRÊTÉ PREFECTORAL

IMPOSANT UN RÉGLEMENT SANITAIRE

Le Préfet de la Haute-Garonne, Officier de la Légion d'honneur,

Vu l'article 99 de la loi du 5 avril 1884;

Vu la loi du 15 février 1902 (article 2) relative à la protection de la santé publique;

Vu la délibération du Conseil départemental d'hygiène, en date des 14 mai 1926;

Considérant que la commune de ..   ..   a été invitée à dresser son règlement sanitaire d'après les données du règlement modèle élaboré et revisé par le Conseil supérieur d'Hygiène publique de France ou à adopter le texte de ce dernier;

Considérant l'inertie persistante des autorités municipales à cet égard;

ARRÊTE :

Sont applicables d'office les dispositions ci-après, prises en vue d'assurer la salubrité publique sur le territoire de la commune de .   ... ---. --- ...... :

TITRE PREMIER

Salubrité.

RÈGLES GÉNÉRALES DE SALUBRITÉ DES HABITATIONS

ARTICLE PREMIER. — Les habitations seront disposées de manière à être aérées, largement éclairées et ensoleillées le plus longtemps possible. Leurs revêtements intérieurs seront maintenus en état de propreté parfaite. Elles seront munies de moyens d'évacuation des eaux pluviales, des eaux ménagères et des matières usées. Elles seront autant que possible édifiées sur caves.

PIÈCES DESTINÉES A L'HABITATION

Art. 2. — Au rez-de-chaussée et aux étages autres que celui le plus élevé de la maison, le sol de toute pièce, pouvant servir à l'habitation de jour ou de nuit, aura une surface minimum de 9 mètres.

Chacune de ces pièces sera éclairée et aérée, sur rue ou sur cour, au moyen d'une ou de plusieurs baies dont l'ensemble devra présenter une section totale ouvrante au moins égale au sixième du sol de ladite pièce.

Art. 3. — Les jours de souffrance ne pourront jamais être considérés comme baies d'aération ni d'éclairage.

CAVES

Art. 4. — Les caves ne pourront servir à l'habitation de jour ou de nuit. Elles seront toujours ventilées par des soupiraux communiquant avec l'air extérieur. Ces soupiraux auront au moins chacun 0 m. 12 de hauteur avec une section libre minimum de 6 décimètres carrés.

Il est interdit d'ouvrir une porte ou trappe de communication avec une cave dans une pièce destinée à l'habitation de nuit.

SOUS-SOLS

Art. 5. — Les sous-sols destinés à l'habitation de jour auront chacune de leurs pièces aérée et éclairée au moyen de baies ouvrant sur rue ou sur cour et ayant des dimensions indiquées à l'article 2. Les sous-sols destinés à l'habitation de jour ne pourront être descendus à plus de 1 m. 50 en contre-bas du niveau de la rue ou de la cour qu'ils bordent. Les murs et le sol devront être imperméables.

L'habitation de nuit est interdite dans les sous-sols.

REZ-DE-CHAUSSÉE ET ÉTAGES

Art. 6. — Le sol et les murs des locaux du rez-de-chaussée seront séparés des terre-pleins par une couche isolante imperméable placée en contre-haut du sol extérieur. Il en sera de même quand les caves auront une hauteur inférieure à 1 m. 80.

Art. 7. — Dans les bâtiments, de quelque nature qu'ils soient, destinés à l'habitation de jour ou de nuit, la hauteur des pièces ne sera pas inférieure aux dimensions suivantes, mesurées sous plafond : 2 m. 60 pour le sous-sol; 2 m. 80 pour le rez-de-chaussée et l'étage situé immédiatement au-dessus; 2 m. 60 pour les autres étages. La profondeur des pièces habitées ne pourra dépasser le double de la hauteur de l'étage.

Art. 8. — A l'étage le plus élevé de la construction, le sol de toute pièce pouvant servir à l'habitation de jour ou de nuit aura une surface minimum de 8 mètres.

Cette surface sera mesurée à 1 m. 30 au-dessus du sol sans que le cube de la pièce puisse être inférieur à 20 mètres. Au dernier étage l'ensemble de la section ouvrante des baies pourra être ramené au huitième de la surface de la pièce.

Toutes les parois seront disposées de façon à défendre l'habitation contre les variations de la température extérieure.

HAUTEUR DES MAISONS

Art. 9. — La hauteur des maisons, mesurée, sur le point milieu de la façade, entre le niveau du trottoir ou le revers du pavé au pied de cette façade et la ligne de faîte de l'immeuble, n'excédera pas les dimensions suivantes en rapport avec la largeur réglementaire de la voie :

Voies de moins de 12 mètres...	Hauteur de 6 mètres augmentée d'une dimension égale à la largeur de la voie.
Voies de 12 à 15 mètres.......	Hauteur de 19 mètres.
— 15 mètres et au-dessus.	— 20 mètres.

Dans les voies nouvellement créées, ou entièrement reconstruites, la hauteur des maisons ne devra jamais être supérieure à la largeur de la voie.

Art. 10. — Lorsque les voies sont en pente, la façade des bâtiments en bordure sera divisée, pour le calcul de la hauteur, en sections ne pouvant dépasser 30 mètres. La cote de hauteur de chaque section sera prise au point milieu de chacune d'elles.

Art. 11. — Pour les bâtiments compris entre des voies d'inégales largeurs ou de niveaux différents, la hauteur de chacune des façades sur rue ne pourra dépasser celle qui est fixée en raison de la largeur ou du niveau de la voie sur laquelle elle s'élève.

VOIES PRIVÉES

Art. 11 *bis*. — La largeur des voies privées entre alignement ne sera jamais inférieure à 10 mètres.

COURS ET COURETTES

Art. 12. — Les cours devront avoir des dimensions qui, dans aucun sens, ne pourront être inférieures à la moitié de la hauteur de la construction. Les vues directes prises dans l'axe des baies des pièces habitables de jour et de nuit ne pourront être inférieures en largeur à la largeur de la baie et en profondeur à 4 mètres.

Art. 13. — Les cours, dites courettes, sur lesquelles sont exclusivement aérées et éclairées des pièces qui ne peuvent être destinées à l'habitation, y compris les cuisines, auront une surface de 15 mètres carrés au moins.

Il est interdit de placer, sauf à la hauteur du premier étage, des vitrages au-dessus des cours et courettes.

Art. 14. — Lorsque deux propriétaires d'immeubles contigus se seront mis d'accord pour avoir des cours communes, la superficie de chacune de ces cours pourra être réduite du cinquième sur la superficie obligatoire de chaque cour.

Lorsque plus de deux propriétaires auront réalisé le même accord, cette réduction pourra être portée au quart de la superficie obligatoire pour chaque cour.

Lés murs séparatifs entre les cours ne pourront en hauteur dépasser 2 m. 60. L'accord devra être notifié au maire par acte notarié.

Pour les baies des locaux à usage d'habitation de jour et de nuit situés au rez-de-chaussée, la vue directe sera réglementée comme celle d'une cour ordinaire; toutefois, si au mur de clôture de 2 m. 60 de hauteur maximum, on substitue un mur bahut surmonté d'une grille, ce dispositif ne sera pas considéré comme une limite à la vue.

ESCALIERS

Art. 15. — Les escaliers, allées, vestibules et couloirs à usage commun seront aérés et éclairés directement dans toutes leurs parties.

Pour les maisons de moins de deux étages et rez-de-chaussée, cette largeur ne pourra être inférieure à 1 mètre. Les revêtements intérieurs seront faits de manière à être maintenus en état constant de propreté et facilement entretenus. — Les mêmes conditions d'éclairage direct, de revêtement de sol et de mur s'appliqueront aux allées, vestibules, couloirs et passages communs.

CHAUFFAGE

Art. 16. — Toute pièce destinée à l'habitation de jour et de nuit sera munie d'un système de ventilation continue. — Tout appareil de combustion doit être relié à un conduit de fumée spécial et étanche.

Art. 17. — Les fourneaux de cuisine, fixes ou mobiles, brûlant du bois, du charbon, du coke, du gaz ou des combustibles liquides, seront surmontés d'une hotte raccordée sur un conduit de fumée. Dans le cas contraire, ils devront être efficacement ventilés et avoir une prise d'air extérieur. Les clefs destinées à régler le tirage de ces conduits de fumée ne pourront jamais être installées de façon à fermer complètement la section de ces conduits.

Art. 18. — Les tuyaux de fumée s'élèveront à 0 m. 40 au moins au-dessus de la partie la plus élevée de la construction. Les conduits de fumées ne devront pas communiquer entre eux, ni intérieurement ni extérieurement.

Art. 19. — Les prises d'air des calorifères ne pourront se faire qu'à l'extérieur, à l'exclusion des courettes.

Art. 20. — Les appareils de chauffage seront construits et installés de telle sorte qu'il ne s'en dégage, à l'intérieur des pièces habitables, ni fumée ni aucun gaz pouvant compromettre la santé des habitants.

ALIMENTATION D'EAU

Art. 21. — *Applicable exclusivement aux communes pourvues d'une distribution publique d'eau potable.*

Toute habitation devra, sauf impossibilité, être reliée à la distribution publique d'eau potable par un branchement spécial, suivi d'une canalisation, qui mette cette eau à la portée de tous les habitants de l'immeuble, à toute heure du jour ou de la nuit.

(Tout autre moyen peut être fixé par l'autorité municipale.)

Art. 22. — *Applicable exclusivement aux communes pourvues d'une distribution publique d'eau potable.*

Dans le cas où un immeuble est, en outre, desservi par une canalisation d'eau non potable, celle-ci doit être rendue entièrement distincte de la première par un revêtement ou une peinture de couleur spéciale fixée par l'autorité municipale et il ne devra exister entre elles aucune communication directe ou indirecte.

Art. 23. — *Applicable exclusivement aux communes non pourvues d'une distribution publique d'eau potable.*

Toutes les maisons seront pourvues d'eau de lavage.

Art. 24. — *Applicable exclusivement aux communes pourvues d'une distribution publique d'eau potable.*

Les réservoirs d'eau potable auront leurs parois formées de matières qui ne risquent pas d'altérer les eaux. Le plomb et ses composés en seront exclus.

Ils seront clos à leur partie supérieure de façon que les poussières ou toutes autres matières étrangères solides ou liquides, n'y puissent pénétrer. Ils seront munis à leur partie basse d'un robinet de nettoyage et devront être tenus en état constant de propreté. Ils ne devront recevoir que des eaux d'une seule origine.

Ils seront soustraits au rayonnement solaire et éloignés des conduits d'évacuation des eaux ménagères et des matières usées.

Art. 25. — Aucun puits ne pourra être utilisé pour l'alimentation privée ou publique, s'il n'est situé dans un emplacement éloigné de toute installation qui puisse le contaminer, tel que des cabinets et fosses d'aisances, dépôts de fumiers ou d'immondices.

Art. 26. — Les parois des puits seront étanches. Ils seront fermés à leur orifice et protégés contre toute infiltration d'eaux superficielles par l'établissement d'une aire en maçonnerie bétonnée, large d'environ 2 mètres, hermétiquement rejointe aux parois des puits et légèrement inclinée du centre vers la périphérie. Il ne pourra y être puisé qu'au moyen d'appareils de puisage ne risquant pas de contaminer l'eau.

Art. 27. — Les puits seront tenus en état constant de propreté. Il sera procédé, en outre, à leur nettoyage ou à leur désinfection, sur injonction du maire après avis conforme du bureau d'hygiène ou de l'autorité sanitaire, dans les conditions prévues à l'article 12 de la loi du 15 février 1902.

Art. 28. — Les puits dont l'usage sera reconnu dangereux seront fermés et ceux dont l'usage est interdit à titre définitif seront comblés jusqu'au niveau du sol.

Art. 29. — En cas d'usage de l'eau de citerne pour l'alimentation, les parois de cette citerne et les tuyaux d'amenée seront imperméables.

L'orifice des citernes sera clos et l'eau ne pourra y être puisée qu'à l'aide d'une pompe ou d'un robinet siphonné, suivant le cas. Des dispositions seront prises pour que les premières eaux de pluie ne se déversent pas dans les citernes.

ÉVACUATION DES EAUX PLUVIALES

Art. 30. — Lorsqu'il sera fait usage de gouttières ou de chéneaux, ceux-ci seront étanches et de dimensions appropriées pour recevoir les eaux pluviales à la partie basse des couvertures, de façon à les diriger rapidement, sans stagnation, dans les tuyaux de descente. Ils seront maintenus en bon état de fonctionnement.

Art. 31. — Il est interdit de projeter des eaux usées, des détritus, ou autres immondices de quelque nature qu'elles soient dans les chéneaux et gouttières.

Art. 32. — *Applicable exclusivement aux communes pourvues d'un réseau d'égouts.*

. Dans les immeubles reliés aux égouts, le sol des cours et courettes présentera des pentes convenablement réglées pour diriger les eaux sur les orifices d'évacuation par des caniveaux. ou autres ouvrages étanches.

Les entrées seront munies d'un siphon ou de tout autre moyen d'occlusion analogue raccordé sur les conduits d'évacuation.

ÉVACUATION DES EAUX ET MATIÈRES USÉES

Art. 33. — Dans toute maison, il y aura, par appartement ou logement, quelle qu'en soit l'importance, à partir de deux pièces habitables (non compris la cuisine), un cabinet d'aisances installé dans un local éclairé et aéré directement.

Un poste d'eau de lavage avec vidoir siphoné sera installé à proximité de ce cabinet toutes les fois que les canalisations le permettront.

Art. 34. — Il sera établi, également et dans les mêmes conditions pour le service des pièces habitables louées isolément ou par groupe de deux, un cabinet d'aisances par cinq pièces habitables, et un poste d'eau autant que possible par dix pièces habitables.

Art. 35. — Dans les établissements à usage collectif, le nombre des cabinets d'aisances sera déterminé en prenant pour base le nombre des personnes appelées à faire usage des cabinets.

Art. 36. — Les cabinets d'aisances seront munis de revêtements lisses et imperméables, susceptibles d'être facilement lavés ou blanchis à la chaux. Ils seront convenablement éclairés et aérés; leur baie d'aération sera installée de telle sorte qu'elle puisse rester ouverte en permanence.

Art. 37. — Les cabinets d'aisances installés dans les maisons ne communiqueront directement ni avec les chambres à coucher ni avec les cuisines. En aucun cas ils n'y prendront air ni lumière.

Art. 38. — *Applicable exclusivement aux communes pourvues d'un réseau d'égouts.*

Les habitations des rues desservies par le réseau d'égouts susceptible de recevoir des matières de vidanges y seront reliées par des conduites convenablement établies. Les cabinets d'aisances seront munis d'une cuvette avec occlusion hermétique et permanente; des dispositions y seront prises pour assurer le lavage complet des cuvettes.

Art. 39. — Lorsque les conduits d'évacuation des matières usées aboutissent à des fosses ou à des tinettes, les cabinets d'aisances pourront être simplement munis d'un vase étanche à occlusion permanente inodore.

Les fosses d'aisances seront rigoureusement étanches.

Art. 39 *bis.* — Lorsque les conduits d'évacuation aboutissent à des fosses septiques ou à des appareils analogues, l'installation, le mode d'emploi et la surveillance de ces appareils sont réglés par l'arrêté préfectoral du 3 novembre 1925.

Art. 40. — Les conduits et canalisations destinés à recevoir les matières des cabinets d'aisances auront leurs revêtements intérieurs lisses, imperméables. Ils seront installés de telle sorte qu'aucune matière n'y puisse séjourner. Les joints seront hermétiques.

Les canalisations seront munies de tuyaux dits d'évent. Ceux-ci seront prolongés au-dessus des parties les plus élevées de la construction; ils seront établis de manière à ne jamais déboucher soit au-dessous, soit à proximité des fenêtres ou des réservoirs d'eau.

Les fosses d'aisances seront ventilées au moyen d'un conduit montant jusqu'à la même hauteur que les souches des cheminées.

Art. 41. — Il est interdit de déverser directement ou indirectement dans les cours d'eau aucune matière excrémentielle, si ce n'est après épuration.

Art. 42. — *Applicable exclusivement aux communes pourvues d'un réseau d'égouts.*

Les conduits d'évacuation des éviers, lavabos, vidoirs, bains, etc., s'il existe des égouts publics, seront indépendants de ceux des cabinets d'aisances et leur raccord avec l'égout sera établi comme pour ces derniers.

Art. 43. — Tous ouvrages appelés à recevoir des matières usées, avec ou sans mélange d'eaux pluviales, d'eaux ménagères ou de tous autres liquides, tels qu'égouts, conduits, tinettes, fosses, puisards, etc., auront leurs revêtements intérieurs lisses et imperméables.

Leurs dimensions seront proportionnées au volume des matières qu'ils reçoivent. Leurs communications avec l'extérieur seront établies de telle sorte qu'aucun reflux de liquides, de matières ou de gaz nocifs ne puisse se produire dans l'intérieur des habitations.

ART. 44. — Il est interdit de jeter dans les ouvrages destinés à la réception ou à l'évacuation des eaux pluviales, des eaux ménagères et des matières usées, des objets quelconques capables de les obstruer.

ART. 45. — Les puits et puisards absorbants sont interdits.

LOGEMENT DES ANIMAUX

ART. 46. — Les écuries, bouveries, bergeries, porcheries, seront bien ventilées, bien éclairées et pourvues d'un plancher haut hourdé plein.

Les murs seront imperméabilisés intérieurement jusqu'à 1 m. 50 à partir du sol et blanchis à la chaux vive dans le reste de leur hauteur, ainsi que leur plafond.

Leur sol, également imperméabilisé, devra être convenablement penté pour faciliter l'écoulement des liquides au caniveau d'évacuation et à la fosse à purin.

La hauteur sous plafond sera au moins de 2 m. 60 pour les écuries et bouveries, de 2 mètres pour les bergeries et porcheries.

Des précautions efficaces seront prises pour empêcher la ponte et l'introduction des mouches et pour assurer leur destruction.

Les renseignements nécessaires pour pratiquer cette destruction seront fournis aux intéressés qui en feront la demande par l'Inspecteur départemental d'hygiène (Préfecture) ou, à Toulouse et à Bagnères-de-Luchon, par les Directeurs des bureaux d'hygiène.

FUMIERS ET FOSSES A PURIN

ART. 47. — Les fumiers des écuries, bouveries, bergeries et porcheries, seront évacués au moins une fois par semaine du

1er octobre au 31 mars, et deux fois par semaine, du 1er avril au 30 septembre.

Il est formellement interdit de les accumuler et de les laisser séjourner en bordure de la voie publique ou contre les habitations.

En attendant leur utilisation, on pourra les disposer, loin des habitations, sur des aires étanches convenablement disposées pour l'évacuation des liquides à la fosse à purin.

Toutes mesures nécessaires seront prises pour empêcher la ponte des mouches. Les renseignements sur ces mesures seront donnés comme il a été dit à l'article 46.

Les fosses à purin seront construites en maçonnerie, rendues complètement étanches et vidangées comme les fosses d'aisances.

Leur contenu pourra être utilisé pour l'épandage agricole, loin des habitations.

Celles dont l'insalubrité serait dûment constatée devront être immédiatement réparées, reconstruites ou supprimées.

PERMIS DE CONSTRUIRE

ART. 48. — Dans les agglomérations de 20.000 habitants et au-dessus, aucune habitation ne peut être construite sans un permis du maire (art. 11 de la loi du 15 février 1902).

Dans ces agglomérations aucune construction neuve ou modification de construction existante ne pourra donc être entreprise sans autorisation préalable du maire. A cet effet, le propriétaire devra remettre à l'administration municipale avec sa demande et signée par lui, les dessins cotés (plans, coupes et élévations) et à une échelle suffisante de tous les projets des travaux.

Les plans comporteront l'indication des dispositifs d'évacuation des matières et eaux usées.

Si les prescriptions réglementaires sont observées, l'autorisation sera délivrée dans le plus bref délai possible. Il sera délivré au pétitionnaire une autorisation de construire visant ces dessins qui seront conservés à la mairie; si des modifications sont reconnues nécessaires ou s'il y a lieu de refuser l'autorisation, la décision en sera notifiée dans le délai de 20 jours.

ENTRETIEN DES HABITATIONS

Art. 49. — Les façades sur rue, sur cour ou sur courette seront maintenues en état de propreté, ainsi que le sol des cours et courettes.

Il en sera de même pour les parois des allées, vestibules, et couloirs à usage commun.

Les murs, les plafonds et les boiseries des cabinets d'aisances à usage commun seront lessivés, peints ou blanchis à la chaux chaque année.

Les grillages et couvertures vitrées posées sur les cours et courettes seront toujours accessibles et maintenus en bon état de propreté.

TITRE II

Prophylaxie des maladies transmissibles.

MALADIES TRANSMISSIBLES

Art. 50. — En vertu de l'article 4 de la loi du 15 février 1902 et conformément à l'article 1er du décret du 10 février 1903, les précautions à prendre pour prévenir ou faire cesser les maladies transmissibles dont la déclaration est obligatoire sont déterminées, notamment en ce qui concerne l'isolement du malade et la désinfection, dans les conditions ci-après.

Art. 51. — Les mêmes mesures sont applicables en cas de l'une des maladies énumérées dans la 2e partie de l'article 1er du décret précité du 10 février 1903, sur la demande des familles, des chefs de collectivités publiques ou privées, des administrations hospitalières ou des bureaux d'assistance, après entente avec les intéressés.

ISOLEMENT

Art. 52. — Tout individu atteint d'une des maladies prévues aux articles qui précèdent sera isolé de telle sorte qu'il ne puisse propager cette maladie par lui-même ou par ceux qui sont appelés à le soigner.

L'isolement sera pratiqué soit à domicile, soit dans un local spécialement aménagé à cet effet, soit à l'hôpital.

ART. 53. — Jusqu'à la disparition complète de tout danger de transmission, on ne laissera approcher du malade que les personnes appelées à le soigner. Celles-ci prendront des précautions convenables pour éviter la propagation du mal.

TRANSPORT DES MALADES

ART. 54. — Le transport du malade sera, autant que possible, effectué par une voiture spéciale désinfectée après le voyage.

Dans le cas où, à défaut de voiture spéciale, il serait fait usage d'une voiture publique ou privée, ce véhicule devra être désinfecté immédiatement après le transport, sous la responsabilité de ses propriétaire et conducteur, qui pourront être mis dans l'obligation de fournir à l'administration un certificat de désinfection.

ART. 55. — Il est interdit à toute personne atteinte d'une des maladies transmissibles visées aux articles 50 et 51 de pénétrer dans une voiture affectée au transport en commun.

S'il s'agit de transport par chemin de fer, le chef de gare devra être prévenu à l'avance pour permettre l'application de l'article 60 du règlement sur la police des chemins de fer modifié par décret du 1er mars 1901.

DÉSINFECTION

ART. 56. — Il est interdit de déverser aucune déjection ou excrétion (crachats, matières fécales, etc.) provenant d'un malade atteint d'une affection transmissible sur les voies publiques ou privées, dans les cours, dans les jardins ou sur les fumiers.

Ces déjections ou excrétions seront recueillies dans des vases spéciaux; elles seront désinfectées et exclusivement projetées dans les cabinets d'aisances.

ART. 57. — Pendant toute la durée d'une maladie transmissible, les objets à usage personnel ou domestique du malade et des personnes qui l'assistent, de même que les objets contaminés ou souillés, seront désinfectés.

Art. 58. — Il est interdit, sans désinfection préalable, de jeter, secouer ou exposer aux fenêtres aucun linge, vêtement, objet de literie, tapis ou tenture ayant servi au malade ou provenant des locaux occupés par lui.

Art. 59. — Le nettoyage de la pièce et des objets qui la garnissent se fera exclusivement pendant toute la durée de la maladie, à l'aide de linges, étoffes, tissus ou substances imprégnés de liquides antiseptiques.

Art. 60. — Il est interdit d'envoyer, sans désinfection préalable, aux lavoirs publics ou privés ou aux blanchisseries des linges et effets à usage, contaminés ou souillés.

Dans le cas où le lavage de ces objets y aurait été néanmoins pratiqué, le propriétaire du lavoir ou de la blanchisserie tiendra l'établissement fermé jusqu'à ce que l'assainissement et la désinfection prescrits par l'autorité sanitaire aient été effectués.

Il est également interdit d'envoyer, sans désinfection préalable, aux établissements industriels qui pratiquent le cardage ou l'épuration proprement dite, des matelas, literies et couvertures ayant servi à des malades atteints de maladies transmissibles.

Art. 61. — Les locaux occupés par le malade seront désinfectés aussitôt après son transport en dehors de son domicile, sa guérison ou son décès.

L'exécution de cette prescription pourra être constatée par un certificat délivré aux intéressés sur leur demande. Ce certificat ne mentionnera ni le nom du malade, ni la nature de la maladie; il désignera les locaux désinfectés.

SORTIE DES MALADES

Art. 62. — Après guérison, le malade ne sortira qu'après avoir pris les précautions convenables de propreté et de désinfection.

Dans le cas où le malade soigné dans un établissement hospitalier sortirait de cet établissement, pour quelque motif que ce soit, avant que tout danger de contamination ait disparu pour les personnes avec lesquelles il pourrait se trouver en contact, l'avis doit en être donné immédiatement au maire par le médecin traitant ou le chef de service responsable. Cet avis, formulé dans les mêmes conditions que la déclaration de maladie, doit indiquer le domicile ou le lieu auquel le malade sortant a déclaré se rendre.

Art. 63. — Les enfants ne pourront être réadmis à l'école, soit publique, soit privée, qu'après un avis favorable du médecin traitant et l'autorisation du médecin-inspecteur de l'école.

REFUGES ET ASILES

Art. 64. — Dans les établissements publics ou privés recueillant, à titre temporaire ou permanent, des personnes sans asile, les vêtements et effets à usage de celles-ci seront aussitôt désinfectés.

La désinfection du matériel et des locaux de ces établissements sera pratiquée chaque jour, pour toute la partie du matériel ayant servi aux réfugiés et des locaux qu'ils ont occupés.

PROCÉDÉ DE DÉSINFECTION

Art. 65. — La désinfection sera pratiquée, soit par les services publics, soit par les particuliers, dans les conditions prescrites par l'article 7 de la loi du 15 février 1902, notamment en ce qui concerne l'approbation préalable des procédés par le ministre du Travail et de l'Hygiène.

Art. 66. — Les appareils de désinfection employés dans la commune à la désinfection obligatoire sont soumis à une surveillance permanente exercée par le bureau municipal d'hygiène ou par le Service départemental d'hygiène.

L'emploi de ces appareils sera suspendu, à titre temporaire ou définitif, s'il est établi qu'ils ne fonctionnent plus dans les conditions prévues par le certificat de mise en service ou que les détériorations constatées ne permettent plus leur fonctionnement normal.

CADAVRES

Art. 67. — Les cadavres des personnes mor es de maladies transmissibles seront isolés le plus promptement possible.

Les dispositions nécessaires seront immédiatement prises pour assurer la mise en bière et l'inhumation, en exécution du décret du 27 avril 1889.

TITRE III

Dispositions générales.

Art. 68. — Une surveillance spéciale est exercée, au point de vue de la qualité de l'eau potable, sur les établissements ouverts au public, tels que cafés, restaurants ou débits. L'us ge de toute eau reconnue malsaine est interdit par arrêté du maire. Les puits ou citernes dont l'eau servant d'eau potable serait reconnue malsaine seront immédiatement fermés.

Art. 69. — Les lavoirs seront largement aérés. Les revêtements de leurs parois seront lisses et imperméables; le sol aura des rigoles d'écoulement.

Leurs bassins seront étanches, tenus avec la plus grande propreté, vidés, nettoyés et désinfectés au moins une fois par mois.

Art. 70. — Si les matières de vidange sont utilisées pour des cultures, elles seront recueillies et transportées dans des récipients clos jusqu'à leur dépôt sur les terrains auxquels elles sont destinées.

Art. 71. — Il est interdit de déverser des matières de vidange et des eaux d'égout sur des champs où sont cultivés à ras du sol des légumes et des fruits destinés à être consommés crus.

Art. 72. — Les prescriptions des articles qui précèdent sont applicables aux établissements collectifs ou publics, aux administrations publiques, ainsi qu'aux édifices publics.

Art. 73. — Pour l'exécution des prescriptions formulées par les articles 21 et 23 (alimentation en eau), 38 (évacuat.on des. matières usées), 39 et 39 *b.s* (fosses d'aisances) et 44 (puits et puisards absorbants) il sera accordé un délai maximum de
à partir de la publication du présent règlement.

TITRE IV

Pénalités.

Art. 74. — Les contraventions aux dispositions du présent règlement seront poursuivies conformément à l'article 27 de la loi du 15 février 1902 et passibles des pénalités prévues tant par cet article que par l'article 471 du Code pénal, sans préjudice de l'application des articles 28, 29, 30, ainsi que des contraventions dites de grande voirie qui leur seraient applicables (1).

Fait à Toulouse, le .. 1928.

Le Préfet,

---

(1) Loi du 15 février 1902 : Art. 27. — Sera puni des peines portées à l'article 471 du Code pénal, quiconque, en dehors des cas prévus par l'article 21 de la loi du 30 novembre 1892, aura commis une contraventiona ux prescriptions des règlements sanitaires prévus aux articles 1 et 2, ainsi qu'à celles des articles, 5, 6, 7, 8 et 14.

Celui qui aura construit une habitation sans le permis du maire sera puni d'une amende de 16 à 500 francs.

Art. 28. — Quiconque, par négligence ou incurie, dégradera des ouvrages publics ou communaux destinés à recevoir ou à conduire les eaux d'alimentation; quiconque, par négligence ou incurie, laissera introduire des matières excrémentielles, ou tout autre matière susceptible de nuire à la salubrité, dans l'eau des sources des fontaines, des puits, citernes, conduites, aqueducs, réservoirs d'eau servant à l'alimentation publique, sera puni des peines portées aux articles 479 et 480 du Code pénal.

Est interdit, sous les mêmes peines, l'abandon de cadavres d'animaux, de débris de boucherie, fumier, matières fécales et, en général, de résidus animaux putrescibles dans les failles, gouffres, bétoires ou excavations de toute nature autres que les fosses nécessaires au fonctionnement d'établissements classés.

Tout acte volontaire de même nature sera puni des peines portées à l'article 257 du Code pénal.

Aʀᴛ. 29. — Seront punis d'une amende de 100 francs à 500 francs et, en cas de récidive, de 500 francs à 1.000 francs, tous ceux qui auront mis obstacle à l'accomplissement des devoirs des maires et des membres délégués des commissions sanitaires, en ce qui touche l'application de la présente loi.

Aʀᴛ. 30. — L'article 463 du Code pénal est applicable dans tous les cas prévus par la présente loi. Il est également applicable aux infractions punies des peines correctionnelles par la loi du 3 mars 1822

Loi du 30 novembre 1892, *sur l'exercice de la médecine* : Aʀᴛ. 21. — Le docteur en médecine ou l'officier de santé qui n'aurait pas fait la déclaration prescrite par l'article 15 sera puni d'une amende de 50 à 200 francs.

Imprimerie DOULADOURE, rue Saint Rome, 39, Toulouse. — 17241 — 1928.